DE L'ACTION

DU TABAC

SUR LA SANTÉ

ET

DE SON INFLUENCE

SUR LE MORAL ET L'INTELLIGENCE DE L'HOMME;

PAR

Le docteur B. BOUSSIRON.

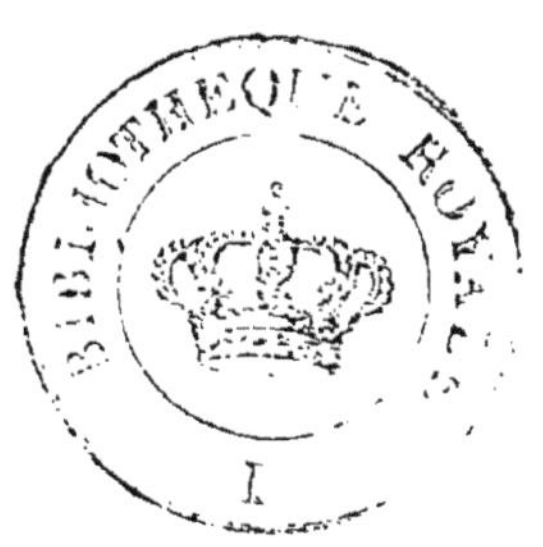

PARIS,
B. DUSSILLION, ÉDITEUR,
rue du Coq-St-Honoré, 13,
TÉCHNER, LIBRAIRE, PLACE DU LOUVRE, 12.
ET CHEZ TOUS LES MARCHANDS DE NOUVEAUTÉS.

1844.

Paris. — Imprimerie LANGE LÉVY et compagnie, rue du Croissant, 16.

A

M. Gaspard,

DOCTEUR-MÉDECIN, A FRONSAC, CHEVALIER DE LA LÉGION-D'HONNEUR, ETC., ETC.

Son dévoué confrère.

B. Boussiron.

. . . .

. . . .

Tabac, poison infect dont la contagion
En funestes vapeurs se répand dans le monde,
Ton règne va finir, et ma gloire se fonde
A compter de ce jour; ah ! messieurs les fumeurs,
Vous pousserez en vain de bruyantes clameurs ;
En vain vos voix, sortant de vos barbes épaisses,
Porteront jusqu'au ciel leurs fureurs vengeresses ;
Vous serez impuissans pour briser mon crédit;
Dans un prompt avenir ma doctrine grandit,
Et bientôt, grace à moi, le monde se déclare
Contre l'estaminet où trône le cigare
Et contre le divan où, dans un air fatal,
Le Français, s'inspirant du goût oriental,
Epuise sa santé sous des flots de fumée !...

. . . .

. . . .

(Le *Fruit défendu*, comédie inédite
de J.-A. Escodeca.)

PREMIÈRE PARTIE.

CONSIDÉRATIONS GÉNÉRALES.

Historique.

L'origine première du tabac est trop entourée de ténèbres pour que nous cherchions à déchirer sous les yeux de nos lecteurs, le voile épais qui couvre son acte de naissance. Nous ne passerons pas non plus notre temps à décrire cette plante sous son point de vue botanique, ni à raconter ses vertus médicinales (1).

Nous dirons seulement, avant d'entrer dans les

(1) Aujourd'hui il n'y a guère que la médecine vétérinaire qui s'en serve pour en composer une pommade contre les insectes qui attaquent la peau des animaux ou pour en faire quelques lavemens irritants. Les maquignons de certains pays en administrent quelques grammes en suspension dans l'alcool, aux chevaux vicieux dont ils veulent se défaire, et les plongent ainsi dans un état de somnolence qui masque momentanément leurs défauts.

détails de ce livre, que rien ne prouve davantage la bizarrerie des choses humaines que l'histoire du tabac. En effet, une herbe ignorée du monde entier, si ce n'est de quelques sauvages de l'Amérique, est apportée en Europe par les aventureux compagnons de Christophe Colomb, et aussitôt elle change la face des mœurs et les habitudes de cette partie du globe; elle crée une jouissance de plus, un besoin de première nécessité pour un grand nombre de ses habitants. Tour à tour encouragée et proscrite par les souverains, plus de cent volumes furent écrits à ce sujet.

Cependant quelques accidents funestes, tels que des empoisonnements, des incendies causés par la négligence des fumeurs, engagèrent Jacques Ier, roi d'Angleterre, le pape Urbain VIII, le grand duc de Moscovie, le sophi de Perse et Mahomet IV à défendre à leurs sujets l'usage du tabac, sous peine de mort, ou d'avoir le nez coupé. Cette interdiction fut, comme toutes les défenses qui s'opposent à nos goûts, l'une des principales causes de la prompte propagation du tabac.

Les rois de France furent plus sages : ils se contentèrent de mettre de forts impôts sur cette plante. Ce fut Richelieu qui, en 1621, tarifia à 40 sous, le cent pesant, la consommation du tabac. La levée de cet impôt resta placée dans les attributions de la ferme générale jusqu'en 1697. Bientôt la ferme du tabac fut distraite de la ferme générale, et louée à un particulier moyennant 150,000 livres, et une somme annuelle de 100,000, qui devait être payée à la ferme générale pour abonnement des droits d'entrée, de sortie et de circulation. En 1718, le prix du bail s'éleva jusqu'à quatre millions; le bail fut repris alors par la ferme générale, qui paya, pour cette exploitation particulière, un loyer toujours croissant, et qui fut porté à trente-deux millions en 1790. Enfin la consommation du tabac s'est tellement accrue, que le gouvernement français en a porté le revenu à la somme énorme de soixante-quinze millions, somme qui s'est augmentée de vingt-six millions depuis 1830, et qui s'accroît chaque année encore de plusieurs millions (Barral, *du Monopole et de l'Industrie des Tabacs*, *Revue des Deux-Mondes*, 15 avril 1843).

Après avoir additionné tous ces chiffres, voyons tout de suite jusqu'à quel point on a raison d'acheter une herbe si âcre, si puante et si sale.

Le tabac, *nicotiana tabacum*, appartient à la famille naturelle des solanées vireuses, et, à ce titre, il exerce, comme l'opium, la belladone, le datura stramonium, la mandragore et la jusquiame une action évidemment toxique sur nos organes.

Déjà nous voyons la foule des priseurs et des fumeurs se ruer sur nous; les premiers, pour nous étourdir de leurs éternûments sardoniques; les seconds, pour nous souffler au visage, en signe de mépris, la repoussante fumée qu'ils ont aspirée dans le tuyau de leur pipe. De grace, pas tant de bruit! Et d'ailleurs, comme nous l'avons déjà dit dans l'épigraphe de ce livre, que peuvent nous faire vos sarcasmes et vos ridicules clameurs?

En ennemi loyal, nous vous prévenons qu'avant de déclarer la guerre au tabac, nous nous sommes armés du creuset de la science et du flambeau de la raison, et que, quoi que vous fassiez et disiez, vous ne nous empêcherez pas d'examiner une question qui touche plus qu'on ne pense à la salubrité publique. Et, puisque nous sommes entrés dans la lutte, pourquoi ne commencerions-nous pas tout de suite l'attaque, en démontrant, par l'analyse chimique, que le tabac est un poison?

Toutefois, afin de rendre nos recherches plus intéressantes, nous descendrons auparavant dans quelques détails de fabrication. Peu de mots suffiront pour faire comprendre ce travail.

PRÉPARATION DU TABAC.

Avant d'être livré à la consommation, le tabac est préparé par les agents du gouvernement; il subit, comme nous allons le dire, diverses modifications, qui ont pour but de remplacer l'odeur vireuse et désagréable des feuilles fraîches, par une odeur et des propriétés agréables aux amateurs.

Cueillir et faire sécher les feuilles, les monder soigneusement, les priver de leur côte ou nervure moyenne, les soumettre plusieurs fois à un certain degré de fermentation, en ayant le soin de les mouiller avec une dissolution de sel marin, les couper en lanières, filer ces dernières et en faire des carottes; enfin réduire les carottes en poudre, telles sont les manipulations auxquelles on soumet le tabac.

N'oublions pas de dire qu'au liquide qui sert à mouiller les feuilles de tabac, on ajoute, dans les fabriques particulières ou étrangères, de la civette, de la vanille, de l'ambre, etc., etc., pour lui donner un parfum agréable.

Cette préparation du tabac a pour but de détruire certains principes inertes, et de faire qu'il contienne une plus grande quantité de principes actifs, afin que ces derniers puissent agir plus fortement sur nos organes.

Première analyse chimique.

L'analyse chimique de cette plante, que l'on doit, ainsi que tant d'autres, au savant et modeste Vauquelin, montre que le tabac contient une grande quantité d'albumine, une matière rouge, peu connue, qui se boursouffle quand on la chauffe, et qui se dissout dans l'eau et dans l'alcool; un principe âcre, volatil, incolore, bien soluble dans l'alcool, beaucoup moins dans l'eau, et auquel le tabac doit ses propriétés vénéneuses; de la résine verte, semblable à celle qui existe dans les feuilles (chlorophylle Pelletier); du ligneux, de l'acide acétique, du nitrate et de l'hydrochlorate d'ammoniaque, du malate acide de chaux, de l'oxide de fer et de la silice (*Ann. de Chim.*, T. LXXI, p. 139). Si on distille les feuilles du tabac, elles fournissent une huile qui surnage sur l'eau de distillation, et qui est d'une âcreté et d'une violence telles, qu'une seule goutte, appliquée sur la langue d'un chien de moyenne taille, produit des convulsions et une mort rapide. Le même résultat a lieu, à plus forte raison, si on en introduit dans l'estomac, le rectum ou le tissu cellulaire.

Deuxième analyse chimique.

Cette plante, dit M. Barral (*Ann. de chim.*) renferme, comme nous venons de le dire, plusieurs principes actifs que la chimie a essayé de séparer. Malgré de nombreux travaux que des savants de toutes les nations ont entrepris, ces principes sont loin d'être tous connus; le plus remarquable est la nicotine que signala d'abord Vauquelin, mais dont la composition n'a été trouvée que depuis quelque temps. C'est un poison puissant qui tue avec une rapidité effrayante, lorsqu'il est administré à très petite dose, mais très concentré, à un animal à jeun.

Quant aux autres principes, ils ne sont guère connus que de nom; mais l'importance de la plante doit faire présumer qu'on ne restera pas long-temps dans la même ignorance, et que l'analyse chimique expliquera tous les effets toxiques et thérapeutiques du tabac.

EFFETS PHYSIOLOGIQUES ET TOXIQUES du Tabac.

Si le tabac est classé parmi les stupéfians à côté de l'opium et de ses aûtres succédanés, il doit nécessairement imprimer aux centres ou aux conducteurs nerveux, une modification en vertu de laquelle les fonctions du système nerveux sont abolies ou notablement diminuées. Or, quelles sont les fonctions explicites du système nerveux? N'est-ce pas l'intelligence, la sensibilité et le mouvement? Le tabac tendra donc à diminuer l'intelligence, la sensibilité et le mouvement!

C'est par un trouble léger dans les idées, une obtusion notable de la sensibilité, une certaine paresse à se mouvoir que se manifeste le premier degré d'action des stupéfians.

Bientôt on devient inhabile à saisir les rapports des idées, les sens s'émoussent tout-à-fait, les mouvements sont engourdis, et vient alors le sommeil analogue au sommeil naturel, à cela près pourtant que le réveil est plus difficile et moins complet; que, si la dose de l'agent stupéfiant a été portée au-delà d'une sage mesure, du sommeil on passe au coma, du coma au carus, et enfin à l'extinction totale de la vie.

Voilà, trait pour trait, ce qui se passe lorsqu'on se trouve placé trop fortement sous l'influence des narcotiques.

Ajoutons que lorsqu'on emploie le tabac préparé dans nos manufactures, et c'est là le plus connu et le plus usité, il survient en même temps que les symptômes indiqués plus haut en parlant des solanées vireuses, il survient, disons-nous, des phénomènes d'irritation locale plus ou moins énergiques dus à la présence des nouveaux principes qui se sont développés lors de sa préparation.

Bien des gens nous accuseront sans doute de n'avoir pas ménagé les ombres de notre tableau. Mais, voyez donc vous-mêmes ce qui se passe lorsqu'une bouche encore vierge du cigare ou de la pipe aspire pour la première fois les flots de votre fumée si *savoureuse*.

Que le jeune adepte que vous voulez former à vos leçons fume des feuilles de tabac, de stramoine ou de belladone, vous le verrez éprouver, soyez en sûrs, des effets identiques, à la violence près : *vertiges*, *ivresse*, *trouble de la vue*, *nausées*, *vomissements*, *souvent diarrhée*. L'infusion, la décoction, la poudre, l'extrait de la plante produisent des effets toxiques tellement semblables qu'il serait impossible de les distinguer.

Et ne croyez pas que nous inventions à plaisir des faits pour les faire tourner ensuite à notre avantage. Lisez les ouvrages de MM. Orfila, Brodie, etc., et, à chaque page, vous serez effrayés des ravages que le tabac peut occasionner. Ces savants toxicologistes ont expérimenté sur des animaux l'action du tabac. Des chiens, des chats, des lapins sur lesquels ils ont essayé ce végétal en substance, en décoction, en gaz, ont également présenté les traces de son action violente et inflammatoire; ils ont varié leurs expériences et des résultats identiques ont eu lieu, soit que le tabac ait été introduit dans l'estomac, dans le rectum ou sur des surfaces dénudées, ou inséré dans le tissu cellulaire, ou injecté dans les veines, ou même appliqué sur la peau excoriée (Orfila : *Toxicologie Générale*, tom. 11, page 246, 1re édition).

Du reste, les accidents arrivés à l'homme par l'emploi du tabac ne font que confirmer les expériences précédentes sur cette plante. On trouve, dit M. Mérat dans les *Ephémérides d'Allemagne* (2 déc. ann. 8, obs. 106), qu'une personne ayant jeté méchamment un morceau de tabac dans un vaisseau où cuisaient des pruneaux, tous ceux qui en mangèrent furent surpris peu après d'anxiétés, de défaillances et de vomissements si énormes qu'ils faillirent tous périr.

Murray rapporte l'histoire de trois enfants qui furent pris de vomissements, de vertiges, de sueurs abondantes, etc., et qui moururent en vingt-quatre heures au milieu des convulsions, pour avoir eu la tête frottée avec un liniment composé de tabac dont on s'était servi pour les guérir de la teigne. On sait la mort de notre célèbre poète latin Santeuil, qui périt au milieu de vomissements et de douleurs atroces, pour avoir bu un verre de vin dans lequel on avait mis, à son insu, du tabac d'Espagne.

Joseph Lanzoni (*journal d'Allemagne*, année 1830, page 179) rapporte avoir connu un soldat qui avait contracté une telle habitude de prendre du tabac qu'il en consommait jusqu'à trois onces par jour : à l'âge de trente-deux ans, il commença à être attaqué de vertiges qui furent bientôt suivis d'une apoplexie violente qui l'emporta.

Le même auteur rapporte encore l'histoire d'une personne que l'usage immodéré du tabac d'Espagne rendit aveugle et ensuite paralytique.

Fourcroy a vu de graves accidents causés par l'emploi de la décoction du tabac dans le traitement de la gale.

M. Fouquier cite un homme attaqué de gale qui se frottait, matin et soir, les membres et le tronc avec la décoction d'une demi-once de tabac; le second jour il survint des nausées et des besoins d'uriner très fréquents; la quantité des urines excédait celle des boissons; le malade était poursuivi par un goût de tabac, comme s'il en eût mâché et avalé; des vomissements se joignirent à ces incommodités, et, pendant ce temps, les urines coulèrent avec la même profusion; on cessa le remède. (*Bulletin de la Société de la Faculté*, n. 8, 1819, page 441.)

Richard Morton dit que la fumée de tabac rend les poumons flasques, dessèche les viscères et produit un véritable marasme. Bonet a démontré par des ouvertures de cadavres les ravages causés sur les poumons et le cerveau par le tabac. Morgagni attribue une apoplexie mortelle à l'usage excessif du tabac auquel un malade était adonné.

Ramazini a vu une jeune fille avoir de violentes envies d'uriner, aller fréquemment à la selle et rendre beaucoup de sang par les vaisseaux hémorroïdaux, pour s'être reposée sur des paquets de tabac en corde.

Fourcroy cite encore plusieurs effets nuisibles du tabac dans sa traduction de l'ouvrage de Ramazini : la petite fille d'un marchand de tabac mourut dans des convulsions affreuses pour avoir couché dans un endroit où on en avait râpé une grande quantité.

Un soldat ivre avala de la salive imprégnée de tabac; il évacua, s'assup it, et bientôt, réveillé par de fortes convulsions, il se mit à rire à gorge déployée, poussa des cris, perdit la vue pour quelque temps, et parut atteint de folie.

Un jeune homme ayant la petite vérole, fut si vivement frappé de l'odeur de tabac que sa garde râpait à côté de lui, que les boutons rentrèrent, et qu'il fallut de prompts secours pour le rétablir.

Une jeune fille, au rapport de Sauvage, tombait dans une vraie catalepsie lorsqu'il lui sautait, par hasard, un peu de tabac dans l'œil.

Enfin, des malfaiteurs se sont souvent servis de ce poison si facile à se procurer, pour consommer leurs crimes, en en mêlant, soit comme dans le cas de Santeuil, dans du vin, soit dans d'autres boissons, ou aux alimens. On ne manque pas de trouver, dans ce cas, après la mort des individus, l'estomac phlogosé ainsi que les intestins. (Mérat, *Dict. des Sciences méd.*)

Devant des faits si accablants, on nous objectera que le tabac, pris dans de sages mesures, n'entraîne jamais à sa suite tout ce cortége de désordres que nous venons de signaler, et qu'au lieu d'altérer nos organes, c'est comme un être magique qui ne vient à nous que pour nous procurer les plus douces et les plus agréables rêveries.

On trouve sur le tabac, considéré sous le point de vue philosophique de son usage comme moyen de distraction, d'oubli, les réflexions suivantes de M. le docteur Chamberet (*Flore médicale*, tome 6, page 205).

Observons, dit-il, que l'homme, en vertu de son organisation, a sans cesse besoin de sentir, que presque toujours il est malheureux, soit par les fléaux que la nature lui envoie, soit par les tristes résultats de ses passions aveugles, de ses erreurs, de ses préjugés, de son ignorance, etc., etc.

Le tabac exerçant sur nos organes une impression vive et forte, susceptible d'être renouvelée fréquemment et à volonté, on s'est livré avec d'autant plus d'ardeur à l'usage d'un semblable stimulant, qu'on y a trouvé à la fois le moyen de satisfaire le besoin impérieux de sentir, qui caractérise l'espèce humaine, et celui d'être distrait momentanément des sensations pénibles ou douloureuses qui assiègent sans cesse notre espèce ; que le tabac aide ainsi à supporter l'accablant fardeau de la vie.

Avec le tabac, le sauvage endure plus courageusement la faim, la soif, et toutes les vicissitudes atmosphériques ; l'esclave supporte plus patiemment la servitude, la misère, etc. Parmi les hommes qui se disent civilisés, son secours est souvent invoqué contre l'ennui et la tristesse ; il soulage quelquefois momentanément les tourments de l'ambition déçue de ses espérances, et concourt à consoler, dans certains cas, les malheureuses victimes de l'injustice.

Voilà, certes, une brillante apologie du tabac ; mais, sans nous comparer à ces hordes de sauvages ou à ces troupeaux d'esclaves à qui cette plante paraît rendre de si grands bienfaits, n'est-ce pas l'occasion de dire à M. Chamberet que le remède qu'il nous vante est quelquefois pire que notre mal.

Que cette plante réveille l'espèce d'engourdissement, d'apathie, de laisser-aller auquel chaque individu est enclin, et remonte momentanément les idées, ou du moins les distraie pour quelques instants de leur cours ordinaire, nous ne le nions pas ; mais aussi que d'erreurs, que de déplorables habitudes, nous irons même jusqu'à dire que de désordres et de penchants vicieux n'entraîne-t-elle pas à sa suite ?

Et d'abord, lorsqu'un individu s'adonne à l'usage du tabac, est-il sûr de pouvoir rester dans une sage réserve ? Evidemment non, car il en est malheureusement de l'abus du tabac comme de celui de toutes les jouissances par irritation ; de ce nombre nous citerons le jeu, les liqueurs fortes, etc., etc., et dès qu'une tabatière s'ouvrira devant lui, ou qu'il sentira l'odeur de la pipe, le démon du tabac qui le tente sans cesse, ne lui laissera de repos qu'autant qu'il reniflera une nouvelle dose de poudre, ou qu'il brûlera un nouveau cigare.

Nous voulons admettre encore que, devant cette tentation de chaque jour, de chaque heure, de chaque instant, il ait assez de force morale pour demeurer dans une continence telle, qu'il ne donne pas au poison le temps de faire sentir son action nuisible; mais nous le demandons ici, combien ne voit-on pas de fumeurs et de priseurs qui, malgré les conseils de l'hygiène et du gros bon sens, consommeront du tabac jusqu'à ce qu'ils soient tombés dans un état de torpeur et d'imbécillité!

Du reste, et si comme cela se trouve écrit partout, l'action du tabac dépend des dispositions constitutionnelles et des conditions hygiéniques des personnes qui en font usage, et des diverses doses auxquelles on l'emploie, comment oserez-vous dire que vous ne redoutez pas sa fâcheuse influence?

Voyez cette jeune et jolie femme qui traine les

amours sur ses pas, et qui, pour chasser les ennuis qui obscurcissent son front, fait, à l'insu de son mari, l'acquisition d'une tabatière, tout en se promettant bien de ne prendre qu'une ou deux prises par jour. Son odorat est d'abord surexcité, et, comme cette poudre exerce une douce et légère titillation sur sa muqueuse nasale, que quelques larmes ont brillanté le miroir de ses yeux, et qu'elle a vu fuir les ennuis qui l'obsédaient, elle ouvre de nouveau la fatale boîte ; mais déjà l'habitude de priser a pris racine dans son nez, et, si plus tard vous venez à rencontrer cette même femme, vous la reconnaîtrez facilement à l'odeur de tabac que répandent son haleine, son mouchoir, ses vêtements ; à sa voix nasillarde, à son abattement, à sa bouche béante, à ses narines étoupées d'une croûte noire, et si elle fait des gestes devant vous, ce ne sera que pour fouiller sans cesse dans sa tabatière, comme si elle n'eût conservé d'instinct que pour cette action machinale.

Voyez d'un autre côté ce jeune homme qui avait reçu, à sa naissance, les dons les plus précieux que la providence puisse accorder à la nature humaine : l'intelligence et la santé. Aux beaux jours des luttes scolaires, il a remporté les plus belles victoires, et ses professeurs, heureux des lauriers qui couronnent son jeune front, applaudissent à ses nombreux succès, en lui prédisant qu'il ira s'asseoir dans les plus hauts rangs de la société.

Fier de tous ces présages et du prisme châtoyant qui lui montre déjà un si bel avenir, son esprit, où la main de Dieu a jeté les germes du génie, s'agrandira à chaque instant à la source intarissable de toutes les sciences humaines ; mais un jour viendra aussi où la porte de l'orgie s'ouvrira devant lui, et, comme rien n'est plus beau dans une nuit de débauche que de voir la flamme scintillante du punch se marier aux nuages épais du tabac, il saisira, pour la première fois de sa vie, un cigare ; il salira ses lèvres de son suc impur sans se douter qu'un poison est caché dans le plaisir qu'il savoure, plaisir qui renaîtra toujours de ses cendres, pour l'entraîner sans cesse à de nouveaux besoins, à de nouvelles jouissances. S'il a fumé, il fumera encore ; si aujourd'hui un ou deux cigares lui suffisent, dans un mois il en dévorera trois, quatre, six par jour ; mille émotions viendront alors lui prêter le charme de leur séduisante et trompeuse rêverie, puis une époque arrivera où son ame, qui avait toujours été si calme et si heureuse, se réveillera en sursaut, comme si elle sentait passer sur elle le souffle d'une passion ardente.

Suivez maintenant ce jeune homme dans le monde, et bientôt, soyez-en persuadés, vous le verrez s'étioler à mesure que sa bouche vomira, comme un cratère, ces torrents de fumée qui lui cachent les bords du gouffre, où, tôt ou tard, viendront s'éteindre ses forces physiques et morales.

En effet, pour peu qu'il soit bilieux, nerveux, ou d'une constitution sèche, une foule de désordres généraux ne tarderont pas à venir se greffer sur la déplorable habitude qu'il a contractée.

D'abord, une légère céphalalgie se glissera sur son front; il aura beau vouloir étudier, la douleur sera plus forte que sa volonté; puis, comme ses muscles ont déjà perdu une partie de leur puissance par les effets secondaires du narcotique qui a congestionné le cerveau, il s'étendra nonchalamment dans un fauteuil, pendant que sa tête, obéissant à son propre poids, roulera comme une boule inerte au dessus de ses épaules; ses paupières engourdies s'abaisseront sur ses yeux; c'est en vain qu'il voudra les relever; le poison, qu'il a absorbé, paralysera tous ses efforts. Des baîllemens saccadés sortiront bruyamment de sa poitrine oppressée, des mouvements automatiques raidiront tout son corps, ses mains convulsives se porteront sur ses yeux comme pour y arracher le voile épais qui obscurcit sa vue; enfin, craignant de ne pouvoir échapper au sommeil qui l'obsède et le poursuit, il fermera son livre pour aller demander encore à la fumée de tabac un peu de distraction.

J'étudierai demain, s'écriera-t-il en saisissant un nouveau cigare ; mais le lendemain, il ressent des envies de vomir, car il faut que vous le sachiez bien, le tabac en stupéfiant le cerveau, l'empêche de réagir sur l'estomac ; celui-ci ne recevant plus son stimulus naturel, tombe dans l'inaction ; bientôt l'énergie vitale de ce viscère est détruite, la perte de l'appétit se manifeste ; et, comme avant toute chose, il faut manger si l'on veut que l'esprit ne rejette pas ce que l'on lui donne à élaborer, ce jeune homme qui, hier, fermait son livre à cause d'un peu de migraine, repousse aujourd'hui toute espèce d'aliments à cause de l'inappétence qu'il éprouve.

Voilà donc deux organes qui président essentiellement aux actes fondamentaux de la vie, et qui, tout-à-coup, se trouvent enchaînés ou singulièrement modifiés par le tabac (1).

---

(1) Le tabac a la propriété de diminuer la faim. Ramazini dit que beaucoup de voyageurs assurent que le tabac mâché ou fumé ôte l'appétit, et qu'on peut faire alors beaucoup de chemin sans être pressé de la faim.

Van Helmont dit la même chose ; il prétend que le tabac

Mais ce n'est rien encore, l'habitude de fumer prendra, chez lui, une force telle qu'il arrivera à ne plus éprouver qu'un seul bonheur, celui d'absorber, à chaque instant, de la fumée de tabac.

Mais cette extase des sens, cet enivrement continuel, tout en écartant de son esprit l'oubli des ennuis qui l'assiégent, l'ont fait aussi tomber dans l'oubli de ses devoirs. D'autre part, cet usage n'étant pas naturel, détourne nécessairement les besoins de leur voie directe, et, comme un besoin satisfait en appelle un autre, l'habitude de la pipe ou du cigare engendrera en lui une foule d'habitudes

---

apaise la faim, non en la satisfaisant, mais en détruisant cette sensation, et en diminuant l'activité des autres fonctions.

Ramazini ajoute avoir souvent observé que les fumeurs et mâcheurs de tabac sont sans appétit, ainsi que les grands buveurs de vin, parce que son usage énerve l'action de l'estomac.

Plempius a remarqué également que le tabac diminuait le sentiment de la faim, mais il donne une autre cause à ce phénomène ; il croit que c'est par l'abondance de sérosité ou de salive qui s'écoule dans l'estomac, et qui remplit plus ou moins ce viscère, que cette sensation se trouve apaisée par suite de l'absorption qu'il en fait, et non par son énervation ou engourdissement. Peut-être ces deux causes, ajoute M. Mérat à qui nous empruntons ces détails, contribuent-elles concurremment à diminuer le sentiment de la faim.

plus malfaisantes encore, à mesure qu'il avancera dans la vie.

Voyez, déjà pour lui, il n'est pas de tabac assez fort. Que fera-t-il ?.. Eh ! mon Dieu ! puisque ce poison a commencé par l'abrutir, pourquoi n'ira-t-il pas noyer ses remords et le peu de forces qui lui restent dans le vin, la bière ou l'alcool.

A dater de ce moment, vous n'aurez pas de conseils assez sages, assez puissants à lui opposer pour le détourner de ses penchants vicieux ; le jour, la nuit, vous le verrez plus que jamais abandonner ses travaux, sa famille, pour aller grossir au fond d'un estaminet enfumé, la foule de tous ces fainéans dont les plus belles périodes de la vie se sont flétries au contact de la pipe et du cigare. Arrêtons-nous là.

Seulement, si après que ce jeune homme se sera plongé ainsi pendant quelques années, et dans la fumée du tabac et dans les boissons spiritueuses, il nous plaît de jeter nos regards sur son habitude extérieure et dans les profondeurs de son organisation, que de désordres ne trouverons-nous pas ?

Son visage, où la pâleur et la tristesse se confondent, accuse un état de souffrance ; ses muscles, si forts, si vigoureux, se sont effacés sous une peau terne, flasque et ridée ; ses jambes tremblent ; car le marasme, en dévorant peu à peu cette masse de tissu cellulaire qui matelassait ses membres, a desséché, dans son être, tous les fleuves de la vie matérielle.

Si du physique nous passons aux facultés intellectuelles pour les interroger, nous trouverons à la place de cette intelligence qui s'annonçait si riche et si brillante, non pas de l'idiotisme si vous voulez, mais un état de paresse et d'engourdissement tel que, si un jour, en le rencontrant dans la rue, la fantaisie vous prend de l'obliger à dire seulement votre nom, vous, avec qui il est uni d'amitié depuis son enfance, vous le verrez hésiter long-temps avant de le prononcer. Cela est triste à dire, mais sa mémoire, imitant en cela la fumée des milliers de cigares qu'il a consommés, a fini comme elle par se perdre et disparaître dans les airs.

Ainsi, grace à ce présent funeste qui nous est venu du Nouveau Monde, voilà un jeune homme qui était né pour briller un jour à la tête de la littérature, de la science ou de l'armée, et qui ne deviendra célèbre ou n'acquerra d'autre gloire que celle d'avoir su *culotter* des pipes ! Et comment voulez-vous qu'une organisation, qui n'a pas encore assez de vigueur pour lutter contre l'influence détériorante d'une substance aussi délétère, puisse se développer convenablement et prendre la force dont elle a besoin, en s'usant chaque jour au contact d'un poison.

Voyez les peuples de l'Orient, autrefois si puissants, aujourd'hui mortellement engourdis, et dites-nous s'ils ne doivent pas une partie de leur dégradation à ce vice que l'on met tant en honneur parmi nous. Le tabac facilite le penchant qu'ont tous les hommes à ne rien faire, en détruisant l'idée du remords que l'inaction complète ne manque jamais de faire naître. Il dissout les réunions de la famille, d'où les hommes s'échappent pour aller fumer. Voyez les tavernes où l'Allemand, le Flamand, l'Anglais, le Hollandais vivent sans causer, sans penser, heureux d'être plongés dans une fumée épaisse qui semble, avec la bière, leur procurer plus de jouissance que ne feraient les épanchements du coin du feu.

Ne sait-on pas, d'un autre côté, que lors de la préparation des tabacs, il s'élève de cette plante des émanations si fortes, si malfaisantes, qu'elles causent beaucoup d'incommodités à ceux qui s'occupent de ce travail. Au dire de tous les auteurs, ils sont, en général, maigres, décolorés, jaunes, asthmatiques, sujets aux coliques, au dévoiement, au flux de sang, mais surtout au vertige, à la céphalalgie, au tremblement musculaire, à un véritable narcotisme et aux maladies plus ou moins aiguës de la poitrine, comme on peut avoir fréquemment l'occasion de l'observer, soit dans les hôpitaux de Paris, soit dans les manufactures de tabac.

Ainsi, une substance aussi inutile cause des maux sans nombre, et la mort même à ceux qui sont chargés de préparer aux autres la plus insignifiante des jouissances.

Les ouvriers occupés ordinairement au tabac, dit Ramazini, y gagnent des douleurs de tête violentes, des vertiges, des nausées et des éternûments continuels. Il s'élève, en effet, une si grande quantité de parties subtiles, surtout en été, que tous les voisins des manufactures en sont incommodés, et se plaignent d'envies de vomir. Les chevaux employés à tourner la meule (qui râpe le tabac) témoignent de l'âcreté nuisible de cette poussière qui voltige, en agitant fréquemment la tête, en toussant et en soufflant par les nasaux. Les ouvriers en tabac, ajoute-t-il plus loin, sont en général sans appétit (Ramazini, *Maladies des artisans*, trad. de Fourcroy, page 189).

Ces espèces de maladies endémiques, dont nous venons de parler, ont sévi avec tant de violence sur les populations qui avoisinaient les manufactures, que, dans plusieurs royaumes, on a pris le sage parti de transporter hors des villes les ateliers où l'on fabrique le tabac ; c'est ce qui a lieu partout en France maintenant. Ramazini, au dire de M. Mérat, conseille aux ouvriers en tabac, pour se préserver, autant que possible, des effets nuisibles de cette plante, d'en éviter la poussière, de se couvrir la bouche et les narines d'une gaze, de respirer souvent un air frais, de se laver le visage avec de l'eau froide et la bouche avec du vinaigre, de boire de l'oxycrat, parce que rien n'est plus capable, selon lui, d'émousser et de détacher les particules âcres adhérentes à l'œsophage ; il leur conseille aussi des boissons émollientes, douces, émulsives, etc., etc.; il leur administre des vomitifs, pour leur faire rendre, dit-il, par la voie la plus courte, la poussière qu'ils ont avalée, et qui de sa nature provoque le vomissement.

A tous ces détails, les défenseurs obstinés du tabac nous répondront que l'on finit, sinon par s'habituer à ses émanations nuisibles, du moins par y être moins impressionnable, car les ouvriers un peu anciens n'en sont *presque* plus tourmentés.

Il est vraiment fâcheux que, pour soutenir votre proposition, vous ayez été obligés de vous servir du mot que nous avons eu le soin de souligner; car vous nous donnez le droit de nous servir de cet adverbe comme d'une massue, afin de briser tous vos arguments.

En un mot, si les ouvriers ne sont *presque* plus tourmentés, cela ne veut pas dire qu'ils ne soient pas malades, et qu'ils vivent heureux au milieu de cet air méphitique qui pèse sur leur cerveau comme une atmosphère de plomb. Si nous n'avions pas déjà esquissé le tableau de leurs souffrances, et que le cadre de cet ouvrage fût assez large pour y transcrire les douleurs sourdes et muettes qui rongent la vie de ces hommes, que d'objections irréfragables n'aurions-nous pas à opposer à la réponse que vous nous avez faite? *Les ouvriers un peu anciens n'en sont presque plus tourmentés.*

Souvenez-vous donc, une fois pour toutes, que les maladies ne se traduisent pas toujours par des phénomènes tellement apparents qu'il suffise de l'œil le moins inexpérimenté pour les reconnaître. Nous avons des poisons qui, donnés à une certaine dose et d'une certaine manière, nous tuent comme si nous étions frappés de la foudre.

Prenez maintenant la même dose de ce même poison ; mais, avant d'étudier son action, que vous savez être si meurtrière, divisez-le en quinzièmes, en centièmes de grains ; puis, si vous voulez établir sur vous-même une échelle de comparaison, ingérez-le dans votre estomac sous la forme la plus minime; prenez-en chaque jour, en ayant le soin d'en augmenter sagement la quantité, et, au bout de deux ou trois mois, vous arriverez à supporter une dose de poison qui, prise d'emblée, vous eût tué instantanément.

Allons plus loin. En graduant ainsi les doses de cette substance, qui porte la mort avec elle, lorsqu'on n'a pas la sage précaution de diviser sa force, et de neutraliser par cela même ses effets, vous n'avez rien éprouvé, soit; mais placez-vous tous les jours, pendant six mois, un an, sous l'influence de la même préparation; une époque arrivera, soyez-en persuadés, où votre santé, quoique bonne en apparence, souffrira sourdement, et sans que vous vous en aperceviez, des coups nuisibles que vous aurez dirigés contre elle.

Pour notre compte, nous connaissons un célèbre professeur de l'Ecole de médecine de Paris, qui, pour se guérir d'une violente gastralgie, crut devoir recourir à l'opium, dans le doux espoir de se débarrasser de la cruelle affection dont il était atteint depuis plusieurs années. Comme vous le pensez bien, il commença par absorber de très faibles quantités du remède; celui-ci n'amenant pas d'amélioration sensible dans son état, le professeur en augmenta chaque jour la quantité; mais, de quantité en quantité, il arriva que la médication devint plus insupportable que la maladie elle-même. Aussi, après s'être inutilement narcotisé pendant plusieurs mois, s'empressa-t-il d'abandonner l'opium, pour aller demander du soulagement à des moyens moins dangereux.

Pour résumer ces considérations générales, et avant d'entrer dans la deuxième partie de ce livre, où nous nous proposons de faire l'histoire des maladies des priseurs et des fumeurs, nous dirons que l'absorption du tabac énerve et affaiblit tous les tissus, qu'il stupéfie surtout le cerveau, et que de cette stupéfaction continuelle naissent des désordres généraux très graves, tels que la perte de la mémoire, la diminution des forces, l'amaigrissement, la consomption, et ces tremblements dans les membres qu'on observe chez tous ceux qui se font une idole de cette plante si funeste.

DEUXIÈME PARTIE.

DU TABAC PRISÉ.

Jusqu'ici nous n'avons envisagé le tabac que sous le rapport des phénomènes physiologiques et toxiques qu'il suscite chez ceux qui en abusent. Mais son action nuisible ne s'arrête pas là.

On comprend, en effet, que si cette plante a assez d'activité pour modifier l'intelligence, la sensibilité et le mouvement au point d'y apporter des troubles plus ou moins graves, elle doit nécessairement laisser des traces de son passage sur les parties avec lesquelles elle est mise en contact immédiat et presque continuel. Du reste, une herbe aussi *savoureuse* devait s'offrir aux nombreux consommateurs sous plusieurs formes, afin de satisfaire tous les goûts.

On sait que l'on prend du tabac en poudre par le nez, en fumée et en feuilles par la bouche. Il nous reste donc à étudier son action irritante et dans le nez et dans la bouche.

Organe de l'odorat.

Pour bien des gens, le nez n'est autre chose que cette partie saillante pyramidale et triangulaire située au milieu de la figure, sans qu'ils se doutent le moins du monde de la beauté et de la délicatesse de texture qui règnent dans son intérieur.

Aussi, avant de nous occuper de l'étude des changements organiques que le tabac provoque chez les priseurs, nous croyons devoir jeter un coup d'œil rapide sur l'organisation et l'état physiologique de la partie sur laquelle il exerce une puissance si active. Ajoutons que nous serions largement payés des labeurs que nous coûte à faire ce livre, si après avoir esquissé ce petit tableau d'anatomie, nous voyons quelques priseurs renoncer à leur détestable habitude, dans la juste crainte que nous aurions pu leur inspirer, de détruire un des cinq sens qui nous procure les plus douces et les plus agréables sensations, en dehors, bien entendu, de la poudre que nous combattons aujourd'hui.

Les narines sont deux grandes cavités creusées dans l'épaisseur de la face; elles se prolongent au delà par des arrière-cavités appelées *sinus fron-*

taux, etc., etc. Une membrane muqueuse assez épaisse et toujours humide, dans le tissu de laquelle se répandent les nerfs olfactifs, ainsi qu'un grand nombre d'autres nerfs et de vaisseaux, en tapisse l'intérieur, se prolonge dans les *sinus* qui y aboutissent, recouvre les sallies et les anfractuosités de leurs parois.

Cette membrane, appelée *pituitaire*, molle et spongieuse, secrète des mucosités. Ajoutons que les yeux communiquent avec les parties que nous étudions à l'aide de deux canaux qui y versent constamment une partie des larmes qui ont servi à lubrifier le miroir des yeux. Nous ne devons pas omettre non plus que les fosses nasales entretiennent des liaisons sympathiques avec le cerveau et l'estomac, etc., etc., et que, surtout, elles sont le siége de l'odorat dont les usages immédiats sont de nous faire connaître les molécules odorantes suspendues dans l'atmosphère, connaissance d'où découlent deux propriétés secondaires :

1° De veiller aux qualités de l'air;

2° De contrôler la qualité de certains aliments.

Disons enfin que l'odorat procure à l'homme trop de jouissances pour que celui-ci ne se fasse pas un jeu d'en abuser. Il trouve d'abord du plaisir à savourer les parfums enivrants qui s'exhalent du calice des fleurs; puis, il arrive peu à peu à aimer des émanations dont l'animal le plus grossier refuse la senteur.

Du tabac considéré comme erhin (1)

De tous les errhins, la plante dont nous nous occupons est la plus usitée. C'est sous la forme de poudre que le tabac a été employé pour la première fois en France, mais d'abord comme médicament; les médecins le conseillèrent à Charles IX pour les maux de tête auxquels il était sujet. Bientôt l'usage du tabac en poudre se propagea, non pour combattre les céphalalgies, les maux de dents, etc., etc., mais bien pour se procurer une sensation, ou par imitation. Sous Louis XIV il était même de bon ton d'en abuser, au point d'en être *barbouillé.* Voltaire, dans son *Dictionnaire philosophique*, (tome VII, page 200), dit que le petit peuple ayant commencé en France à prendre du tabac par le nez, ce fut d'abord une indécence aux femmes d'en faire usage. Voilà pourquoi

(1) On nomme errhin, en matière médicale, les substances que l'on introduit sur la membrane muqueuse qui tapisse intérieurement le nez.

Boileau s'exprime ainsi dans la satire des femmes :

« Et fait à ses amants, trop faibles d'estomac,
« Redouter ses baisers, pleins d'ail et de tabac. »

Si aujourd'hui cette poudre s'est plus que jamais intrônisée dans nos usages domestiques, il ne nous manque pas non plus de poètes tout aussi bien inspirés que le chantre du *Lutrin*, pour ser le blâme et le ridicule sur une pareille habi-tude. Et la preuve, écoutez M. Barthélemy qui, tout en mêlant des flots de poésie aux bleus et légers nuages qui s'échappent de la pipe et du cigare, n'a pu s'empêcher de stigmatiser de sa verve satirique tous les nez jeunes ou vieux qui reniflent du tabac.

« Le priseur, au contraire, offre dans tout son être
Certain je ne sais quoi, qu'on ne peut méconnaître :
Son galbe est ridicule, et son maintien chétif ;
Dès qu'il porte la main vers le siége olfactif,
Sa tête vers la terre obliquement s'incline,
Il étire la face et pince la narine ;
Il a beau corriger ses gestes maladroits,
Arrondir le poignet en allongeant ses doigts ,
Quelques soins qu'il se donne, il ne peut se défendre,
D'un air patriarchal qui frise le Cassandre.
Eh ! comment ne pas rire, à voir le dénoûment
De sa fatale prise, outre l'éternûment ?

Comme le stimulant qu'il porte à cet organe,
Contraint à suinter sa muqueuse membrane,
Tantôt une topaze, effroi du linge blanc,
Au bout du cartilage étincelle en tremblant ;
Tantôt elle envahit la gouttière nasale,
Et glisse vers la bouche en pente verticale ;
A moins que présenté d'une assez prompte main,
Le madras à carreaux ne l'éponge en chemin. »

Eh bien, Messieurs les priseurs, et vous surtout Mesdames les priseuses, que dites-vous de ce portrait? N'est-ce pas que Boileau n'eût pas fait mieux, et que ce nouveau Daguerre poétique vous a bien stéréotypés ?

Mais si la poésie vous a fait rougir au point de vous faire éternuer de dépit, la science, à son tour, va nous prêter ses sévères pinceaux pour que nous complétions le tableau où déjà l'on a si bien dépeint vos ridicules grimaces.

De l'éternûment.

Il est un phénomène particulier qui suit de près l'emploi du tabac en poudre, et qui doit être signalé, c'est l'éternûment.

Cet effort, que la nature fait pour débarrasser la membrane pituitaire de ce qui la tourmente, a par lui-même une grande importance; il excite l'action du cœur et rend la circulation plus active dans toutes les parties; il secoue l'estomac, le foie, la masse intestinale, tous les organes, et réveille leur énergie organique; il ébranle surtout le cerveau en augmentant d'une manière passagère sa vitalité. Or, tous ces efforts sont le produit direct de l'éternûment.

Si maintenant, après avoir parlé de cet effort et des secousses qu'il détermine dans tout le système animal, nous passons aux accidents que l'impression du tabac fait naître sur la membrane muqueuse, nous avons deux choses à étudier : 1° le changement organique que suscite le tabac dans le nez ; 2° les suites de l'ébranlement général que produit l'éternûment quand il a lieu.

DU CHANGEMENT ORGANIQUE

Que le tabac suscite dans le nez

Qu'on ne pense pas, malgré l'usage immense et presque général du tabac en poudre, qu'il n'y ait aucun inconvénient à s'en servir. Tous les auteurs rapportent des faits qui prouvent le contraire, et sans ajouter foi, comme dit M. Mérat, à ce que raconte Barrichius (dans une lettre écrite à Bartholin) d'une personne qui s'était tellement desséché le cerveau à force de prendre du tabac, qu'après sa mort on ne lui trouva dans le crâne, au lieu d'encéphale, qu'un petit grumeau noir, nous dirons que le tabac, étant un corps étranger, ne pourra pas être introduit dans les fosses nasales, sans que celles-ci ne soient pas troublées dans leurs fonctions.

En effet, le tabac, appliqué sur la membrane pituitaire, commence d'abord par affaiblir l'odorat, tout en nuisant à l'intégrité du goût, car il en tombe toujours quelques grains dans la bouche, et jusque sur la langue. Il provoque une vive irritation; le sang se porte avec force dans les vaisseaux capillaires répandus sur cette partie; il s'y établit une sorte de fluxion active; l'exhalation et la sécrétion muqueuse qui se font habituellement sur cette surface sont singulièrement augmentées.

Pour peu que l'on continue l'usage de la même poudre, la sécrétion deviendra plus abondante or, comme dans le monde on a religieusement, nous pourrions dire sottement conservé les préjugés des anciens médecins, qui n'ordonnaient les sternutatoires que parce qu'ils prétendaient débarrasser le cerveau des torrents de mucosités qui s'y accumulaient, il s'ensuivra cette conséquence funeste, que certains priseurs se farciront le nez de tabac jusqu'à ce qu'ils aient aveuglément développé dans cet organe le germe d'une foule de maladies, telles que des *affections inflammatoires, ulcéreuses, des fistules lacrymales, des polypes, des cancers*, etc., etc.

Jetons tout de suite un coup d'œil rapide sur chacune de ces altérations.

Catharre nasal, coryza, rhume de cerveau.

On se sert, dans le langage médical, de ces trois noms pour exprimer une seule et même maladie. Tous les auteurs citent, en première ligne, la poudre de tabac comme étant la cause la plus fréquente du rhume de cerveau. Analysons à grands traits tous ses symptômes.

Cette affection consiste, au début, dans la sécheresse, la rougeur et le gonflement de la membrane pituitaire, avec éternûments, sentiment de pesanteur à la racine du nez et douleur gravative, perte de l'odorat, quelquefois démangeaison des fosses nasales, enchifrènement et voix nasaunée. La membrane, une fois enflammée, ne reste pas longtemps sèche; elle devient très promptement le siége d'une sécrétion abondante, aqueuse, incolore, salée, et produisant, par son âcreté, l'excoriation de la lèvre supérieure au bord des narines.

Tous les priseurs ne manquent pas alors de renifler davantage de la poudre, dans l'espoir qu'ils parviendront, comme nous le disions tout à l'heure, à purger ainsi leur cerveau des *humeurs malfaisantes* qu'il renferme.

Désormais, plus la matière de l'excrétion s'épaissira, et plus vous les entendrez vanter les heureux bienfaits de leur sternutatoire; aussi se garderont-ils de renoncer à leur remède, sans se douter que si une personne saine employait le même moyen, elle obtiendrait infailliblement le même résultat, c'est-à-dire la *même purgation*.

Quelquefois l'inflammation est plus violente; la douleur, qui semble avoir son siége dans les sinus frontaux, est très vive, la tête est pesante, les téguments du nez et des joues sont gonflés, etc. Si malgré les souffrances que le priseur éprouve, celui-ci continue toujours à prendre du tabac, le mal peut faire des progrès, et alors arrivera le rhume de cerveau chronique, qui consiste dans un écoulement très abondant du mucus nasal altéré; tantôt cette matière reste limpide, incolore et sans odeur (1); tantôt elle est épaisse, jaunâtre ou verdâtre et fétide; quelquefois enfin elle est

(1) Les priseurs ne manquent pas de dire alors qu'ils ont une poche d'eau dans la tête.

purulente; dans ce cas il y a ulcération de la membrane pituitaire, ulcération qui a reçu le nom d'ozène.

De l'ozène.

On appelle ainsi des ulcères des fosses nasales, et qui donnent lieu à une odeur infecte; aussi a-t-on désigné les personnes qui éprouvent cette repoussante incommodité sous le nom générique de *punais*.

Cette affection débute quelquefois, chez les priseurs, par un enchifrènement opiniâtre, qui s'accompagne bientôt, et principalement au moment où la pituitaire enflammée passe à l'état d'ulcération, de douleurs de tête qui s'exaspèrent pendant la nuit. D'autres fois les priseurs n'éprouvent qu'une sensibilité locale, sourde, profonde, des démangeaisons; le nez se tuméfie, rougit; la voix s'altère; et si les ulcères sont à la portée de l'œil, on les voit couverts d'une escharre de couleur grise, ou d'une croûte mucoso-purulente épaisse, brune, desséchée, qui tombe à peu près chaque fois que le malade se mouche avec effort, et se renouvelle presque aussitôt.

Enfin nous n'avons pas besoin de dire que la

perte de l'odorat, ou tout au moins une diminution très sensible dans la faculté de percevoir les odeurs, se remarque à peu près constamment chez les priseurs atteints de cette repoussante maladie, contre laquelle la chirurgie n'a que des moyens fort incertains à opposer, surtout si on ne renonce pas à l'habitude de priser.

De la fistule lacrymale.

Nous avons déjà dit, en parlant de l'organisation du nez, que les larmes s'écoulaient dans les fosses nasales à l'aide de deux petits canaux qui, de l'angle interne de chaque paupière, venaient se terminer dans les fosses nasales. Ajoutons que ces canaux sont, comme les fosses nasales, revêtus d'une membrane muqueuse.

Ces simples notions d'anatomie étant acquises, supposons un instant que les narines soient fortement enflammées par le tabac; que peut-il advenir? Pour peu qu'on ait le nez écrasé, soit par un défaut congénial ou par toute autre cause, l'inflammation, en s'étendant jusque dans l'intérieur du canal nasal, finira par l'oblitérer; les larmes, ne pouvant plus s'écouler, se ramasseront dans un sac, les parois de celui-ci s'enflammeront à leur tour, puis une fistule lacrymale ne tardera pas à paraître, qui donnera issue aux larmes et à une matière puriforme.

Des polypes des fosses nasales.

Au dire de certains auteurs, ce nom de polypes vient de ce que le polype du nez envoie de nombreuses racines dans toutes les anfractuosités des fosses nasales et gêne la respiration, de même que le polype de mer étreint les pêcheurs avec ses longs bras.

Quoi qu'il en soit de l'origine de ce nom, on appelle communément ainsi des excroissances charnues, fongueuses, fibreuses, etc., qui peuvent se développer sur toutes les membranes muqueuses, mais qu'on observe plus fréquemment dans l'intérieur du nez.

Les causes qui produisent les polypes, disent MM. Roche et Sanson, restent quelquefois ignorées. Cependant, ajoutent-ils, on les voit trop souvent survenir chez les personnes qui font un grand usage de tabac, pour que l'on puisse en conclure qu'une irritation continuelle de la membrane pituitaire n'est pas, dans beaucoup de cas, étrangère à leur développement.

En esquissant rapidement les symptômes de cette affreuse maladie, nous déterminerons peut-être quelques priseurs à abandonner pour toujours leur tabatière.

Le malade est d'abord enchifrené ; il respire difficilement par la narine du côté affecté; il y éprouve la sensation d'un corps mou dont il cherche à se débarrasser en se mouchant souvent, et qu'il sent vibrer lorsqu'il chasse avec force la colonne d'air à l'aide de laquelle il veut l'expulser. La narine ne tarde pas à se trouver complètement obstruée.

La gêne, apportée à la respiration par les polypes, n'est ni toujours la même, ni constante; elle est plus forte pendant les temps humides que pendant les temps secs, et il arrive quelquefois que le malade se trouve complètement débarrassé pour quelque temps, après avoir rendu par la narine une certaine quantité de sérosité limpide.

Dans le premier cas, le polype semble absorber et rendre à l'air son humidité à la manière d'une éponge; dans le second, sa substance s'est déchirée, et il s'est flétri jusqu'à ce que sa déchirure étant cicatrisée, il retienne de nouveau la sérosité qu'il sécrète. Quand les polypes naissent vers la partie postérieure de la narine, ils pendent dans l'arrière-gorge; quand ils naissent en avant, ils compriment l'orifice inférieur du canal nasal dont nous avons déjà parlé, gênent le cours des larmes et peuvent occasionner sinon des fistules lacrymales, du moins un larmoiement continuel.

A mesure qu'ils s'avancent vers les ouvertures antérieure et postérieure des fosses nasales qu'ils remplissent, ils pénètrent dans le sinus maxillaire, le dilatent et le perforent pour venir faire saillie vers la joue ou dans la bouche, soulèvent la paroi inférieure de l'orbite, chassent l'œil de cette cavité, et envoient enfin des embranchements dans les fosses temporales, et quelquefois même jusque dans la cavité du crâne, en écartant les os ou en les perforant.

Devant un pareil tableau, maints priseurs s'écrieront qu'ils reniflent du tabac depuis vingt, trente ans, sans que pour cela ils aient aperçu les plus petits vestiges de l'affection dont nous venons de retracer l'histoire; mais, si aujourd'hui vous vous portez bien, où puiserez-vous la conviction que demain vous ne serez pas malade?

Cancer du nez.

Si la membrane pituitaire peut être atteinte d'inflammation et d'ulcération à la suite de l'usage immodéré du tabac, pourquoi le squirre, qui n'est qu'une induration produite par l'exhalation et le séjour d'une matière concrescible dans les alvéoles de nos tissus partis eu d'une irritation, ne pourra-t-il pas se développer dans le nez comme dans tout autre organe?

Qu'une cause aussi irritante que le tabac agisse long-temps sur la membrane pituitaire, qu'arrivera-t-il? Il y aura, nous le répétons, augmentation de l'activité vitale de la partie; le sang arrivera en plus grande quantité dans les vaisseaux, les réseaux capillaires seront distendus, et les vaisseaux exhalans laisseront échapper dans les mailles du tissu, une humeur épaisse. Si, alors, on cesse l'usage du tabac, l'afflux des humeurs pourra disparaître; dans le cas contraire, l'engorgement augmentera, il se fera un accroissement de nutrition dans les parties voisines, et une exhalation de fluide semblable à du blanc d'œuf, dans le point où l'irritation aura été la plus vive. Ce premier degré peut se dissiper encore, comme aussi l'engorgement peut rester stationnaire pendant un temps très long, et persister ainsi jusqu'à l'époque où le nez, qui est l'organe malade, devenant le siége d'un travail particulier, sa vie propre changera de caractère pour revêtir tous les attributs du cancer.

Mais nous répondra-t-on encore, si vous établissez que l'usage du tabac en poudre développe si facilement le cancer, bientôt il n'y aura pas assez de médecins pour amputer tous les nez qui seront porteurs de cette affreuse maladie.

Devant une pareille exagération, nous répondrons qu'on ne nous a pas compris. Notre intention n'est pas de venir proclamer ici, que, parce qu'on prise du tabac, on sera inévitablement dévoré par un cancer. Nous disons seulement que, si cette affection peut vous atteindre à une époque plus ou moins reculée de votre existence, nous ne voyons pas pourquoi vous vous exposeriez si bénévolement à un pareil danger, surtout lorsqu'il vous est si facile de pouvoir l'éviter.

Si nous avions le loisir de fouiller dans les annales de la chirurgie nous trouverions des milliers de faits qui viendraient corroborer nos assertions; mais sans aller si loin, voyez donc ces vieillards qui ont passé leur vie à renifler des doses énormes de tabac, pour peu que vous examiniez leurs sales et dégoûtantes narines, vous y trouverez presque toujours sinon des traces de cancer bien avérées, du moins les germes d'un grand nombre de maladies prêtes à dévorer l'organe si précieux de l'odorat.

Du reste, la longue série des désordres que le tabac à priser peut faire naître ne s'arrête pas là; nous avons encore à lui demander compte des effets fâcheux qui résultent de l'éternûment.

DES SUITES DE L'ÉBRANLEMENT GÉNÉRAL

Que produit l'éternûment quand il a lieu.

Nous avons établi plus haut que l'éternûment, tout en balayant les mucosités des fosses nasales, produisait aussi de violentes secousses dans toute la machine animale. Ces ébranlements, en effet, peuvent être très nuisibles pour les personnes pléthoriques, pour celles qui ont le pouls fort et plein ; dans tous ces cas on a vu l'éternûment déterminer souvent une congestion sanguine vers la tête, des convulsions, et même des apoplexies foudroyantes.

On l'a encore vu occasionner des hémorrhagies graves, des hernies et des avortements.

Nous saisirons ce moment pour dire que ce proverbe qui nous paraît si banal, tant il est rouillé par les siècles : *Dieu vous bénisse !* n'a été créé par nos pères, qu'à cause des morts promptes auxquelles sont exposées les personnes qui éternuent trop souvent.

Ajoutez à tous ces dangers les désordres généraux que nous avons passés en revue dans la première partie de cet ouvrage, et dites-nous si le tabac, en poudre ou fumé, mérite tous les honneurs on lui décerne?

Si les femmes savaient, dit M. Mérat, tous les agréments dont elles se privent en prenant du tabac (et surtout l'horreur qu'inspirent dans nos mœurs celles qui fument), combien elles se vieillissent, combien elles se rident et se fanent les ailes du nez, et grossissent celui-ci et la lèvre supérieure, combien elles se changent la figure, elles n'en prendraient jamais!...

DE LA PIPE, DU CIGARE

Et de la Cigarette.

Malgré le cadre étroit de cet opuscule, nous croyons devoir présenter, avant toutes choses, un résumé succinct de l'anatomie et de la physiologie de la cavité où le tabac va désormais faire sentir son action irritante.

Du reste, en initiant ainsi quelques uns de nos lecteurs à la connaissance des premiers actes de la digestion, nous ne pouvons que leur être très utile.

Anatomie et physiologie de la bouche.

La bouche est située entre les deux mâchoires, au-dessous des fosses nasales et au devant du pharynx; elle forme une cavité ovalaire à laquelle on distingue six parois; dirigée horizontalement, elle présente :

1° Les lèvres; 2° le voile du palais; 3° les tonsilles ou amygdales; 4° les joues; 5° le palais ou paroi supérieure de la bouche; 6° la langue et les dents.

Si, à toutes ces parties, nous ajoutons l'os de la mâchoire inférieure, des masses musculaires très puissantes et très mobiles, des vaisseaux, des nerfs, des glandes, des canaux excréteurs et une membrane muqueuse, nous aurons à peu près nommé tout ce qui concourt à former la cavité buccale, et qu'arrose constamment un fluide particulier dont nous allons bientôt vous entretenir.

Sens du goût.

La face supérieure de la langue est le siége du goût. On ne peut cependant nier que les lèvres, les gencives, la membrane qui couvre la voûte palatine, le voile du palais, le pharynx, les dents elles-mêmes ne puissent être affectés par l'impression de quelques saveurs. Il suffit, pour démontrer que la langue n'est pas l'organe exclusif du goût, ainsi que l'ont soutenu plusieurs auteurs, de rapporter les cas vus par Haller, Roland, chirurgien de Saumur, A. Paré, Louis de Jussieu, etc., d'absence complète de cet organe, congéniale ou acquise, sans que la perception des saveurs ait été diminuée ou même affaiblie.

L'usage immédiat du sens du goût est de nous donner la perception des saveurs, d'où résulte la propriété de faire connaître la qualité des aliments. Placé comme une sentinelle, à l'entrée des voies digestives, ce sens veille à ce qu'aucune substance nuisible ne pénètre à leur intérieur.

L'homme serait peut-être de tous les animaux

celui dont le goût aurait le plus de délicatesse, s'il n'émoussait de bonne heure sa sensibilité par les boissons fortes, les ragoûts épicés, et surtout par la fumée de tabac! Il y a des fumeurs qui poussent l'abus de la pipe et du cigare à un tel point, qu'on serait presque tenté de les soupçonner d'avoir établi un vaste vésicatoire dans l'intérieur de leur bouche, tant cette cavité est rouge et enflammée.

Nous verrons plus tard que cette irritation permanente nuit singulièrement au jeu d'une des fonctions les plus importantes de la vie.

De la mastication.

Personne n'ignore que la digestion est une fonction à l'aide de laquelle des substances qui nous sont étrangères, introduites dans notre corps et soumises à l'action d'un système particulier d'organes, changent de qualités et fournissent un composé nouveau, propre à notre nourriture et à notre accroissement.

Les organes employés à la mastication des aliments sont les lèvres, les mâchoires et les dents dont elles sont armées, les muscles qui les meuvent et ceux qui forment les parois de la bouche. Cette trituration mécanique n'est pas le seul changement que les aliments éprouvent dans la bouche.

Soumis à l'action des organes masticateurs, qui surmontent la force de cohésion de leurs molécules, ils sont en même temps pénétrés par la salive.

En effet, cette liqueur, fournie par les glandes parotides maxillaires et sublinguales, paraît avoir pour principal usage de se mêler avec les aliments dans le temps de la mastication, de les imbiber, de les pénétrer, et de les disposer à être plus facilement digérés dans l'estomac. C'est pour cette raison que la salive est portée dans la bouche en plus grande quantité pendant la mastication. On ne peut point douter également que la salive ne soit le premier agent de la digestion; aussi est-il de la plus grande importance de bien mâcher les aliments.

Dans l'état de repos de l'organe, c'est-à-dire hors le temps de la mastication, la salive, qui est fournie par les glandes molaires, buccales, palatines, linguales, etc., au lieu de couler dans la bouche en grande quantité, ne s'y porte que peu à peu; elle sort à la fois de beaucoup de canaux, ce qui la rend bien plus propre aux fonctions qu'elle doit remplir, et qui consistent à lubrifier les différentes parties de la bouche, à les maintenir à l'état de souplesse et de fraîcheur qui leur est nécessaire, et à conserver la sensibilité de ces parties en prévenant leur dessèchement. Disons enfin que c'est par le moyen de la salive que les corps savoureux font impression sur l'organe du goût. Aussi, sans parler des fumeurs, les personnes qui ont la langue et le palais desséchés, comme cela arrive le matin lorsqu'on a dormi la bouche ouverte, n'ont point de goût pour le moment. Il reste donc démontré qu'aucune liqueur animale n'est plus salutaire que la salive : cette liqueur purge lorsqu'on l'avale à jeûn; elle facilite la digestion et l'assimilation; lorsqu'elle manque, la digestion devient difficile; aussi ceux qui se sont fait une habitude de cracher trop souvent ont l'estomac débile, sont pâles, sans appétit, et leur ventre est ordinairement resserré. Le père de la médecine dit que les cracheurs sont mélancoliques ou le deviennent. Pour notre propre compte, nous avons remarqué que presque tous les grands fumeurs étaient hypocondriaques, taciturnes, et quelquefois d'une extrême versatilité d'esprit.

Plus loin, en faisant l'histoire des maladies des fumeurs, nous indiquerons sommairement tous les désordres qui naissent de la trop grande perte de salive.

Du tabac considéré comme masticatoire.

En médecine on appelle *masticatoire* des remèdes qu'on mâche pour exciter l'excrétion de la salive.

Cette définition, qui est celle de tous les livres, est fautive en deux points. Premièrement, parce qu'on ne mâche pas tous les masticatoires : par exemple, la fumée de tabac, que les fumeurs introduisent dans la bouche, les fait saliver sans mâcher. Deuxièmement, c'est que les masticatoires ne provoquent pas que l'excrétion de la salive; ils ont le même résultat sur la membrane muqueuse, et augmentent l'exhalation de l'humeur qui lubrifie la portion buccale du système. Nous croyons donc bien mieux les définir, avec M Mérat : des substances qui augmentent les flux salivaires et muqueux de la bouche.

L'action des masticatoires paraît être entièrement due à l'excitation qu'ils produisent sur les glandes et la membrane que nous venons de nommer. Cette excitation peut aller depuis le plus simple stimulus jusqu'à l'inflammation ; aussi divise-t-on les masticatoires en plusieurs groupes, suivant leur degré de force.

1° *Les masticatoires mécaniques :* C'est ainsi qu'une boule de cire, de bois, etc., roulée dans la bouche, provoque ces humeurs à sortir plus abondamment.

2° *Le masticatoires aromatiques :* Ceux-ci agissent par leur qualité tonique et excitante.

3° Enfin *les masticatoires âcres :* Ce sont ceux que

les auteurs désignent surtout comme agissant spécialement sur les glandes salivaires; leur action excitante peut aller jusqu'à irriter et enflammer même les parties avec lesquelles ils sont en contact, surtout s'il est trop prolongé, ou si la quantité employée est trop considérable. Les feuilles de tabac ont été rangées parmi les masticatoires de ce dernier groupe.

Du reste il y a trois manières de fumer le tabac : 1° en cigares; 2° en cigarettes; 3° en pipe, c'est-à-dire le tabac brûlant seul, le tabac enveloppé d'une substance combustible, et qui brûle en même temps que lui, et le tabac dans un godet incombustible.

DU TABAC FUMÉ.

Si, en France, on ne commença à prendre du tabac par le nez que du temps de Catherine de Médicis, qui le fit conseiller par ses médecins à son fils Charles IX, ce ne fut que sous le règne de Louis XIII qu'on essaya d'en fumer. Ce roi ne fuma point, mais il laissa fumer ses sujets, et on fuma beaucoup autour de lui.

Sous son successeur, les marins parurent en public avec leurs pipes, et personne n'ignore que celle de Jean-Bart, tantôt à la cour, tantôt au spectacle, ne fit pas moins d'effet que son fameux habit de drap d'argent. Vers la même époque, on s'avisa de distribuer régulièrement aux troupes françaises du tabac, tout en forçant chaque soldat à avoir sa pipe et son briquet. Cela est pénible à penser; mais, comme le dit le célèbre Percy, on avait sans doute calculé que la pipe diminue l'appétit, et, pour épargner chaque jour 4 ou 6 onces de pain par homme, on lui donnait pour 3 deniers de mauvais tabac. Pendant la conquête de la Hollande, Louvois s'occupa encore plus de l'approvisionnement du tabac que de celui des vivres, et c'est plutôt aussi à trouver du tabac qu'à chercher du pain que le soldat, tant celui d'autrefois que celui de nos jours, songeait le plus sérieusement en campagne.

Mais à quoi bon raconter plus long-temps l'histoire de l'envahissement de la pipe et du cigare dans nos mœurs? Ne sait-on pas que l'usage de fumer ne s'est répandu dans toutes les classes de la société qu'après que les barons, les comtes, les ducs, les princes et les rois eux-mêmes en eurent donné le funeste exemple?

DES MALADIES DES FUMEURS.

L'individu qui se soumet volontairement à l'habitude de fumer en ressent des effets locaux et sympathiques. On se souvient que nous nous sommes déjà occupés des derniers dans la première partie de ce livre; nous n'y reviendrons pas. Quant aux effets immédiats et locaux que le fumeur éprouve dans la bouche, c'est comme un chatouillement, une sensation de goût indéfinissable, faute de mots, et qui a quelque chose de l'impression que produit l'application légère de la ouate chaude sur une partie froide et sensible. Bientôt les follicules muqueux et les glandes salivaires sont irrités; la salive pleut de toutes parts dans la cavité buccale, aussi ne tarde-t-il pas à la cracher. Le dégoût suit de très près la satisfaction de ce premier désir; mais peu à peu l'adepte se familiarise au malaise, au trouble de la vue, jusqu'à ce qu'enfin arrive l'habitude, quelquefois même l'insatiabilité du tabac (1).

---

(1) Napoléon eut une fois fantaisie de fumer pour faire essai d'une fort belle pipe à l'orientale dont lui avait fait présent l'ambassadeur turc ou persan ; tout fut préparé pour cela.

« Le feu ayant été appliqué au récipient, il ne s'agissait plus que de le faire communiquer au tabac ; mais, à la manière dont Sa Majesté s'y prenait, elle n'en serait jamais venue à bout. Elle se contentait d'ouvrir et de fermer alternativement la bouche sans aspirer le moins du monde. « Comment diable ! s'écria-t-elle enfin, cela n'en finit pas. » Je lui fis observer qu'elle s'y prenait mal, et lui montrai comment il fallait faire. Mais l'empereur en revenait toujours à son espèce de baillement. Ennuyé de ses vains efforts, il finit par

A dater de ce moment là, et comme l'a si judicieusement écrit M. le docteur Grenet, un nouveau besoin s'attache à l'organisation du fumeur comme la tentation aux penchants, l'activité aux membres, la pensée au cerveau du poète, la nécessité d'habits aux hommes de nos climats et de notre civilisation; c'est le pendule des physiciens, mis en branle; une racine de lierre inextricable attachée aux masures; c'est une puissance qu'il ne pourra plus détruire, s'il ne lui oppose pas une ferme volonté.

Le plus grand reproche qu'on puisse adresser à la pipe, au cigare, et même à la cigarette, c'est de produire des pertes considérables de salive. Ces pertes, en effet, sont très contraires à la santé et aux fonctions digestives. En vain, dans le Nord et dans nos estaminets, croit-on les réparer en bu-

---

me dire d'allumer la pipe. J'obéis, et je la lui rendis en train. Mais à peine eut-il aspiré une bouffée, que la fumée, qu'il ne sut point chasser de sa bouche, tournoyant autour du palais, lui pénétra dans le gosier, et ressortit par les narines et par les yeux.

« Dès qu'il put reprendre haleine, « ôtez-moi cela ! quelle » infection ! Oh ! les cochons ! le cœur me tourne. » Il se sentit, en effet, comme incommodé pendant au moins une heure, et renonça pour toujours à un *plaisir* dont l'habitude, disait-il, n'était bonne qu'à désennuyer les fainéants. » (Constant, tom. II.)

vant beaucoup de bière. Cette boisson ne les répare que dans de faibles proportions ; et d'ailleurs c'est un autre excès qui ne remédie point au premier. Rien n'est plus dégoûtant à voir que certains fumeurs ; leur bouche, lorsqu'ils tiennent la pipe, fournit des ruisseaux de salive, et quand ils cessent un moment de fumer, elle continue encore de s'écouler.

Les fumeurs des régions humides du Nord meurent d'hydropisie, d'anasarque. Dans nos contrées ils meurent de dessèchement, de consomption, et, assez ordinairement, d'un endurcissement squirreux et d'un cancer de l'estomac.

Nous nous sommes étonnés, dit Percy, de voir les Espagnols, si sobres d'ailleurs, oublier, par rapport au tabac à fumer, leur tempérance sur tout. Nous ne disons pas *par rapport à la pipe*, car à peine en avons-nous rencontré une parmi eux. Ils lui préfèrent un petit rouleau de papier où ils enferment une traînée de tabac en poudre, et à un des bouts duquel ils mettent le feu pour le consumer peu à peu, et tant qu'ils peuvent le tenir à la bouche avec le pouce et le doigt indicateur qui, chez tous ceux qui fument ainsi, sont désagréablement brunis et comme racornis ; ils crachent plus ou moins en fumant, et c'est ce qu'ils devraient éviter, car les tempéraments secs, bilieux, nerveux, s'altèrent plus que les autres par la déperdition de la salive.

On ne prodigue pas impunément la liqueur salivaire. Cracher n'est pas toujours saliver, nous en convenons, mais on fait l'un et l'autre en fumant. Et ce qui prouve que cette double sputation n'est rien moins que très nuisible, c'est l'état de faiblesse, d'abattement, de langueur où tombe un fumeur à jeûn qui ne se presse pas assez de quitter sa pipe pour prendre des aliments.

Si nous séparons un instant la pipe de sa *vertu désennuyante,* nous verrons de combien il s'en faut qu'elle soit indispensable aux marins, comme on le pense généralement ; et il nous serait assez facile de prouver par l'usage abusif qu'ils en font, qu'elle leur est plutôt nuisible que nécessaire, surtout lorsqu'en même temps ils mâchent du tabac et en prennent par le nez, ce qui est si commun parmi eux.

On sait maintenant à quoi s'en tenir sur la puissance de la pipe contre les brouillards de la mer, ainsi que sur les qualités préservatrices contre le scorbut, auquel ses excès ont plus de part que les aliments salés et l'air humide et concentré des vaisseaux. C'est la débilitation, quelle qu'en soit la cause, qui produit le plus souvent le scorbut, et peut-on douter que ce ne soit aussi le résultat de l'évacuation constante de salive qu'opère le tabac appliqué en fumée et en substance sur les canaux excréteurs des organes, ou sur les organes destinés à la filtrer.

On peut, a-t-on dit, reconnaître un marin à son odeur, à l'état de sa bouche, à la couleur brune de ses dents, et à son haleine fuligineuse ; mais le plus grand nombre de nos fumeurs parisiens ne sont-ils pas dans le même cas?

Il importe à la conservation de la santé de se laver la bouche et de se nettoyer les dents chaque fois qu'on a fumé la pipe ou le cigare, car la fumée, comme substance étrangère autant que par sa propriété intrinsèque, excite les gencives ; de là, formation de tartre qui s'accumule autour des dents, lequel tartre, par une odeur fétide qui lui est propre, unie à celle du tabac, donne un aspect dégoûtant à la bouche des fumeurs négligents, ce qui les fait repousser par les personnes délicates qui les fréquentent.

Quand on fume, on respire par le nez et la fumée ne pénètre pas avec l'air de la bouche dans les poumons ; mais on aspire une partie de celle qui entoure le fumeur, et dans les tabagies on ne peut faire autrement que d'en *avaler*, pour se servir du langage usité dans ces lieux.

Du reste, la fumée de tabac laisse dans le fond

du godet une partie de son *huile empyreumatique*. Cette huile, ou si l'on veut, cette matière oléo-résineuse est très forte et très brûlante, elle échauffe et enflamme la gorge au point d'y déterminer des aphtes et des ulcérations plus graves encore (1).

De plus, le contact long et souvent répété d'un tuyau de terre use les dents. Aussi la plupart des fumeurs offrent-ils aux angles de la mâchoire une petite ouverture de la grandeur du tuyau produite aux dépens d'une partie externe des incisives, et d'une partie interne des premières molaires, tant à l'arcade supérieure qu'à l'arcade inférieure.

Nous n'avons jamais observé, dit M. le docteur Grenet, que la proximité du brûle-gueule fît fendre l'émail des dents, ainsi que quelques hygiénistes l'ont avancé; mais nous ne doutons pas qu'elle puisse causer des engorgements de gencives, et que, de cet état morbide, résultent des sécrétions dont le moindre danger serait l'ébranlement subséquent des dents.

C'est parmi ces fumeurs qu'on rencontre le plus souvent le carcinome de la lèvre inférieure. La pression qu'exerce trop souvent et trop

---

(1) Cette substance est tellement acrimonieuse, qu'on s'en sert pour détruire les verrues, et qu'appliquée sur un ulcère atonique elle y fait plus d'effet que la pierre infernale.

long-temps le tuyau de la pipe sur cette partie, qui se ressent d'ailleurs plus qu'aucune autre de la causticité et de l'activité du tabac, détermine cette affection. La manière de fumer la plus simple, la plus douce et la plus commode est, sans contredit, de *brûler le cigare* ; celui-ci n'altère ni les lèvres, ni les dents, il n'est pas aussi puant que la pipe, il donne moins de fuliginosités, il agace moins les dents et n'excite pas autant à cracher.

Mais de quelque manière qu'on fume, la santé ne peut qu'en souffrir si l'on ne sait en contenir l'habitude dans de justes limites.

D'après Percy, le mieux serait, surtout pour les constitutions débiles et sèches, de ne pas la contracter, car, ajoute-t-il, sur cent fumeurs on n'en rencontre pas trois à qui la fumée du tabac soit véritablement nécessaire, quoique l'un croie ne pouvoir s'en passer à cause de la *pituite* qu'elle lui fait rendre (et on sait ce que l'on doit entendre par là) ; quoique l'autre soutienne qu'il lui est redevable de la vue et de l'ouïe qui, sans l'usage de la pipe ou du cigare, allaient se perdre ; quoiqu'un troisième atteste que, sans ce même secours, il y a long-temps qu'il eût été frappé d'apoplexie ; enfin quoique un quatrième ne doute point que ce ne soit à sa faveur qu'il a échappé à plusieurs maladies épidémiques. Le même auteur mentionne deux faits trop intéressants pour que nous les passions sous silence.

On avait conseillé, dit-il, à M. le comte de Rieux, alors colonel du régiment de Berry, de fumer pour dissiper, ou, au moins, diminuer la tuméfaction squireuse dont ses deux tonsilles étaient affectées à la suite d'angines fréquentes. Il le fit contre notre avis, et, au bout de quinze jours, nous fûmes obligés, pour remédier à une suffocation éminente, de faire l'excision d'un tiers de ces glandes, et de pratiquer sur l'autre de profondes taillades, tant la fumée de tabac avait augmenté leur volume.

Le professeur Petit-Radel, depuis son retour de l'Inde, avait continué de fumer le matin à jeûn deux pipes, entre lesquelles il buvait un demi-verre d'eau-de-vie qui, rencontrant l'estomac vide et dépourvu de sucs salivaires, devait déployer sur ses membranes nues toute son activité, toute sa force érosive. Ce médecin laborieux est mort d'un cancer au pylore, et c'est presque toujours ainsi que finissent ceux qui ont de semblables habitudes.

On fait journellement dans les hôpitaux la résection des lèvres dans un état d'induration ou de carcinome, et c'est le plus souvent chez de vieux fumeurs que cette opération a lieu.

Il a été publié dernièrement une observation concernant deux jeunes officiers qui s'étaient exténués à force de fumer, croyant qu'il était de bon ton pour des militaires d'avoir sans cesse la pipe à la bouche. Nous avons vu périr ainsi d'épuisement, de consomption, une multitude de fumeurs jeunes et vieux.

Il est toujours imprudent, et il est peut-être très dangereux de se servir de la pipe des autres. Nous l'avons déjà dit, la plupart des fumeurs sont malpropres, et leur pipe l'est quelquefois encore plus qu'eux, surtout si elle a un bout en bois ou en corne qui, étant incessamment mordu et écrasé par les dents, s'imbibe si facilement ou d'une salive impure, ou de la sanie d'un ulcère de mauvaise nature.

Avant de terminer ce livre, nous dirons aux parents qu'ils ne sauraient trop veiller à ce que leurs enfants ne contractent pas la funeste habitude d'user du tabac ; souvent on la laisse prendre avec une facilité blâmable, et l'on semble ne pas prévoir tous les maux, tous les chagrins qui en résultent. « *La jeunesse est la fleur d'une nation ; c'est dans la fleur qu'il faut cultiver le fruit.* » (Fénélon.)

FIN.

TABLE DES MATIÈRES.

PREMIÈRE PARTIE.

DEUXIÈME PARTIE.

FIN DE LA TABLE DES MATIÈRES

www.ingramcontent.com/pod-product-compliance
Ingram Content Group UK Ltd.
Pitfield, Milton Keynes, MK11 3LW, UK
UKHW020948180726
13838UKWH00003B/1201

9 782329 118093